Integraldynamik

FSC
www.fsc.org
MIX
Papier aus verantwortungsvollen Quellen
Paper from responsible sources
FSC® C105338

Veröffentlicht 2015
Cover Design: fragment eight media
Herstellung und Verlag: Books on Demand GmbH, Norderstedt
ISBN 978-3-906318-06-6

Versicherung ist Sache der Teilnehmer. Wer die im Buch beschriebenen Übungen praktiziert, tut dies auf eigene Verantwortung. Autor und Verlag übernehmen keine Haftung.

www.fragment8.com | www.integralmovement.info

Martin Schmid

Integraldynamik

Die Methodik der Bewegungs-, Achtsamkeits- und Lebenspraxis

Handbuch

Einleitung

Integraldynamik wirkt. Sie ist eine Methodik, die eine Praxis formt. Was und selbst warum Sie praktizieren, ist absolut zweitrangig. Integraldynamik zeigt Ihnen, wie Sie praktizieren. Und Sie wird Ihre Vorstellungen übertreffen. Das garantiere ich. Hundert Prozent. Voraussetzung dafür ist jedoch, dass Sie dran bleiben.
Integraldynamik wirkt unabhängig davon, ob Sie nun Ihr Leben gestalten, eine Kampfkunst üben, sich der körperlichen Praxis von Asana-Yoga widmen, einen Dialog führen oder still in der Versenkung sitzen. Ob Bewegungspraxis, Achtsamkeitspraxis oder Lebenspraxis, wichtig ist die Kultivation der Praxis. Wichtig ist die Praxis oder Methode nur in dem Sinn, dass wir eine Praxis finden, die uns anspricht und entspricht. Ansonsten ist aber die Methodik wichtig, mit der wir sie praktizieren.

Hier ist sie, diese Methodik. Dieses Handbuch enthält die wichtigsten Stützpfeiler. Sind Sie bereits sehr erfahren, bieten sie Orientierung. Oder Sie nutzen das Handbuch, wenn Sie die Gesamtausgabe nicht immer durchwälzen wollen, aber jederzeit darauf zurückgreifen können, oder als Ergänzung zum Unterricht.

Integraldynamik ist ganz einfach, so simpel wie möglich, direkt und unmittelbar: zentrieren, öffnen, ausdehnen, verbinden, integrieren, differenzieren, bezeugen, empfinden, subtilisieren und verwesentlichen.
Zehn Verben.
Alles Andere ist eine Übersetzung.

Rifferswil, Sommer 2015, Martin Schmid

Integraldynamik in zehn Merksätzen

Integraldynamik ist eine Methodik

Eine Methodik ist eine Herangehensweise. Eine Methode ist bereits das Resultat einer Methodik, wenn diese unter bestimmten Bedingungen strukturiert und definiert wird.

Integraldynamik befreit

Integraldynamik ist frei und setzt frei. Sie bedient sich keines Weltbildes und hat an sich keine Form. Sie kann aber viele Formen annehmen und bekannte Methoden bereichern, ohne ihnen etwas Wesensfremdes aufzusetzen.

Der Kern der Integraldynamik ist der integraldynamische Prozess

Der integraldynamische Prozess wird mit zehn Verben beschrieben, die sich in zwei Gruppen zeigen und als Attraktoren in Beziehung treten: die Köbi-Verben und die Kultivationsverben (kurz Kulti).

Die Kultivationsdynamik verwirklicht die Qualität

Die Kultivationsverben bestehen aus drei Verbenpaaren: beobachten und empfinden, subtilisieren und verwesentlichen, differenzieren und integrieren. Diese Verbenpaare sind miteinander vernetzt und bilden ein sich andauernd gegenseitig beeinflussendes Gewebe.

Die Köbi-Dynamik verwirklicht die Gestalt

Köbi ist das Kürzel für coebi, welches das Kürzel ist für center - open - expand - blend - integrate: zentrieren, öffnen, ausdehnen, begegnen, integrieren. Köbi entfaltet sich linear. Die Gestalt ist das, was wir als Körper, Bewegung oder Ablauf sehen.

Die Köbi-Dynamik und die Kultivations-Dynamik zeigen sich je in drei Formen

Die beiden Dynamiken zeigen sich als reine Dynamik, als Prinzip (oder Methodik) und als Sein. Als Dynamik surfen wir sie. Als Prinzip (oder Methodik) praktizieren wir sie – das ist die Integraldynamik. Als Sein sind wir sie.

Integraldynamik ist Beziehung

Die Kultivationsverben treten in Verbenpaaren auf, die wiederum miteinander in Beziehung treten. Die beiden Verbengruppen Köbi und Kultivation entfalten zusammen eine umfassende selbstverstärkende Dynamik. Kern des integraldynamischen Prozesses sind Beziehungen. Demnach setzen wir uns durch den integraldynamischen Prozess in Beziehung und durch Beziehungen in integrale Bewegung. Solche Beziehungen werden in der Integraldynamik selbstverstärkende Zyklen genannt.

Integraldynamik ist Dialog

Ein Dialog ist ein offener Prozess. Integrale Bewegung ist ein offener Prozess. Integrale Bewegung ist Ausdruck eines dynamischen Beziehungsgeflechts mit offenem Entfaltungspotenzial.

Integraldynamik hat kein äußeres Ziel

Wir lernen, wie wir lernen; wir nehmen wahr, wie wir wahrnehmen; wir verstehen, wie wir verstehen; wir erkennen, wie wir erkennen.

Integraldynamik strebt nicht eine Idealform an

Eine Idealform wird von außen definiert. Integraldynamik ist die Gestaltwerdung der inneren Form.

Des Meisters Sixpack

Wahrnehmen und empfinden. Differenzieren und integrieren. Subtilisieren und verwesentlichen. Das ist unser Kultivations-Power-Pack. Unser Sechserteam. Das Sixpack, mit dem der Meister durch die Welt geht. Es ist der Weg. Es sind die *Kultivationsverben*.

Wahrnehmen und empfinden

Dieses Paar beschreibt die zwei Perspektiven der Integrität und Intimität, mit denen wir den ganzen integraldynamischen Prozess in Gang bringen:

- Ich nehme *etwas* wahr (beobachten, bezeugen)
- Ich *bin* das Wahrgenommene (empfinden)

Was wir empfinden, ist in Bewegung.

Aus der Potenzialdynamik

LEBEN – die Wunderpille

Schlucken Sie davon jeden Tag eine Stunde. LEBEN ist der Kern und die Essenz der Ressourcenkompetenz und damit des Zentrierens im Leben. LEBEN ist ***L****icht,* ***E****rnährung,* ***B****ewegung,* ***E****ntspannung und* ***N****atur.*

Eine Gegenüberstellung

Tabellen greifen immer zu kurz und sind daher nur als Zusammenfassung des bisher Gesagten zu verstehen.

wahrnehmen (bezeugen, beobachten)	**empfinden**
geht auf Distanz	geht in Kontakt
entsteht durch Abstand	entsteht durch Begegnen/Verbinden
ist Eindruck	ist Ausdruck
Praxis der Meditation	Praxis des inneren Begegnens (manchmal Kontemplation genannt)
ich nehme etwas wahr	ich bin (im Begegnen) das Wahrgenommene
kann von anderen verifiziert werden	kann und muss nicht von anderen verifiziert werden
Verzahnung: zentrieren	Verzahnung: öffnen
Intimität	Integrität
objektiv	objektiv

Differenzieren und integrieren

Zu differenzieren und integrieren bedeutet, diese beiden Aspekte als eine polare Dynamik zu erkennen. Ohne das Eine kann das Andere nicht geschehen.

Differenzieren und integrieren ergeben sich daraus, dass wir wahrnehmend und empfindend am

Ball bleiben. Differenzierung strebt in einem integraldynamischen Prozess von sich aus nach Integration und Integrität.
In einem integraldynamischen Prozess jedoch ist integrieren die natürliche Folge von differenzieren (und in dieser Integration wird sich zeigen, was noch deutlicher differenziert werden muss). Integrieren heißt Rückkehr zum Ausgangspunkt, nachdem differenzierend Erfahrungen gesammelt wurden. Rückkehr ins Ganze. Wir integrieren, indem wir unsere Bewegungen, seien sie physisch, mental, psychisch, seelisch oder geistig, immer wieder ins Zentrum zurückführen.

- Auf der physischen Ebene ist dies unsere Körpermitte und die Erdmitte. Jede Bewegung, die aus diesen Mitten startet, wird in sie zurückgeführt.
- Auf der mentalen Ebene integrieren wir durch ein Interpretationsmodell. Wir integrieren eine Erfahrung mental, indem wir sie klug und differenziert in einem Interpretationsmodell positionieren. Das Interpretationsmodell muss aber integraldynamisch sein, damit die Integration nicht zu schnell abgehakt wird und zu einem starren Muster führt.
- Auf der psychischen Ebene ist die Integrationsmitte unsere Integrität. Das Wort selber legt ja schon nahe, dass es mit integrieren zu tun hat. Wenn Inneres und Äußeres, Sagen und Tun, Vorstellungen und Handeln übereinstimmen, sprechen wir von Integrität. Solange auf der psychischen Ebene ein Bruch besteht, ist etwas noch abgespalten und noch nicht integriert.
- Auf der seelischen Ebene ist die Integrationsmitte unser inneres Zuhausesein. «Seele» mag ein Konzept sein, das tiefe Empfinden von Ankommen und Zuhausesein, das damit verbunden ist, ist auf jeden Fall real.
- Auf der geistigen Ebene ist die Integrationsmitte die Stille des Geistes, das, was hin-

ter/unter unserer geistigen Aktivität ist.

- Wir integrieren, indem wir Erlebtes durch alle unsere Schichten sinken/steigen lassen (die Ebenen der Empfindungszentren) und dieses Sinken/Steigen empfindend begleiten. Drei Aspekte kommen dabei zum Zug:
- Wir zentrieren das Erlebte. Nicht nur auf der mentalen Ebene in ein Modell, sondern auf jeder Ebene an den richtigen Platz. Das ist ein geschehenlassender Vorgang und braucht nicht unsere Führung, sondern unsere empfindende und beobachtende Begleitung.
- Wir lassen das Erlebte Revue passieren. Wir betrachten es wieder und wieder, bis es seinen Platz in unserem Leben findet, wozu es sich vielleicht auch wandeln muss.
- Das Erlebte wird gewürdigt. Wenn wir etwas würdigen können, ist dies das Zeichen, dass es sich im Integrationsprozess befindet oder es bereits integriert ist. Können wir etwas noch nicht würdigen, müssen wir es noch genauer differenzieren.

Subtilisieren und verwesentlichen

Das Wort «subtil» kommt ursprünglich aus dem Lateinischen «subtexilis», was «fein unter Anderes gewebt» bedeutet. Sub bedeutet unter, texere bedeutet weben. Auch «Kontext» kommt von texere, am Kontext «webt man mit» (con). Aus subtexilis ist dann «subtilis» hervorgegangen, welches zart, fein, dünn bedeutet.

Wenn wir subtilisieren, sinken wir also in das, was «zart darunter gewebt» ist. Wir sinken durch die grobstoffliche, materielle Ebene hindurch und stoßen auf zarteres Gewebe.

Differenzieren führt zu mehr Sensibilität und Sensitivität, was subtileres Empfinden ermöglicht. Zu verwesentlichen heißt, immer noch mehr zu subtilisieren, bis eine neue Qualität sich zeigt, die wir

als wesentlich empfinden.
Die Basis des Verwesentlichens ist die Einsicht, dass das Wesentliche sich zeigt, wenn es in einen integraldynamischen Prozess eingebunden ist.

Drei Qualitäten der Sechs
Die drei polardynamischen Zweierpaare können wir in drei Qualitäten zusammenfassen:

- Wahrnehmen und empfinden: die Qualität des Initiierens
- Differenzieren und integrieren: die Qualität des Dynamisierens
- Subtilisieren und Verwesentlichen: die Qualität des Vollendens

Drei Qualitäten des Einen
Unser Sixpack und die drei Qualitäten können wir auch als «besinnen» zusammenfassen, denn dieses birgt einen dreifachen Sinn in sich.

- Besinnen heißt zu den Sinnen kommen, sie schulen und kultivieren (wahrnehmen und empfinden)
- Besinnen heißt Sinn erkennen (differenzieren und integrieren)
- Besinnen heißt nachsinnen, tiefer sinken, aus einer umfassenderen, höheren Perspektive wahrnehmen. Dieses Nachsinnen ist nicht rein mental zu verstehen, sondern als einen würdigenden Prozess, der das ganze Menschsein einbezieht (subtilisieren und verwesentlichen)

Die Nummer Eins: entspannen

- entspannen ermöglicht strukturieren
- entspannen ermöglicht öffnen
- entspannen ermöglicht vernetzen
- entspannen ermöglicht kreativ zu sein
- entspannen ermöglicht in Resonanz zu sein

Die Dynamik

- **zentrieren**
- **öffnen**
- **ausdehnen**
- **verbinden**
- **integrieren**

Die oben aufgeführten Verben fasse ich als «Köbi-Dynamik» zusammen. «Köbi» setzt sich zusammen aus COEBI:

- C – center – zentrieren
- O – open – öffnen
- E – expand – ausdehnen
- B – blend – verbinden
- I – integrate – integrieren

C – center – zentrieren

Zentrieren heißt, das Gleichgewicht zu haben. Zentrieren heißt, eine gute Struktur zu haben. Im Lot zu sein. Die richtige Position einzunehmen. Im Kontext integraler Bewegung bedeutet dies konkret, dass wir durch entspannen und sinken zentrieren. Entspannen, sinken und zentrieren beschreiben zusammen verschiedene Facetten einer einzigen Qualität.

O – open – öffnen

Wenn wir entspannen, zentrieren und sinken, richtet uns auf der körperlichen Ebene die Schwerkraft auf. Es geschieht von selbst ein leichtes Öffnen, weil Raum in uns hineinströmt. Öffnen heißt, den Raum in unseren Körper (später in die subtileren Bereiche unseres Seins) einströmen zu lassen. «Raum» ist, wie so vieles, kein Nomen, sondern ein Verb und damit nicht ein Ding, sondern eine dynamische Qualität. (Diese Qualität ist zudem nicht getrennt von vielen anderen Qualitäten, die damit in uns einströmen können.) Ich spreche in diesem Zusammenhang vom Fließen des Raumes oder von Raumfluss.

Die Gelenke öffnen sich, die Wirbelsäule richtet sich auf, der Brustkorb weitet sich leicht.

Dann öffnen sich die Zentren des Empfindens. Damit einher geht ein Öffnen der Wahrnehmung.

Öffnen geschieht durch die integrierte Struktur, und doch ist es ein entscheidender und oft schwieriger Schritt, der bewusst gemacht werden muss. Das scheint auch damit zusammenzuhängen, dass wir uns zeigen, wenn wir uns öffnen. Natürlich gilt das für sehr viele Ebenen, doch schon auf der körperlichen kann das für eine Person ein Problem darstellen. Plötzlich steht man zentriert und offen da, und das heißt: selbstbewusst. Für manche ist das ein neues Empfinden, dem sie sich zuerst behutsam annähern müssen. Das gehört zum Öffnungsprozess.

E – expand – ausdehnen

Ausdehnen und weiten beschreiben denselben Vorgang. Das Öffnen, das durch richtige Entspannung geschieht, ist ein erstes subtiles Ausdehnen und Weiten. Wenn wir uns öffnen, dehnt sich von allein unsere Wahrnehmung aus.

Während im Öffnungsprozess Raum in uns hereinströmt, kehrt sich im Ausdehnen die Richtung des Raumflusses um. Raum strömt nun nach außen. Der Körper «surft» auf dieser Raumströmung mit und wird damit in den Raum hinein bewegt. Dies kann durch eine tatsächliche Bewegung im Raum geschehen oder durch ein Ausdehnen einer Position.

B – blend – verbinden

Verbinden, vermischen, begegnen, vernetzen und verschmelzen sind alles Verben für denselben Vorgang, obwohl sie nicht ganz dasselbe bedeuten. Dies zeigt uns an, wie vielschichtig dieser Verbindungsvorgang ist.

I – integrate – integrieren

Integrieren heißt, ins Zentrum zurückkehren. Ein Kreis schließt sich. Integration geschieht, wenn wir das große Bild sehen und verkörpern. Wenn die Einzelteile plötzlich das Ganze offenbaren. Wenn der Groschen fällt. Wir bringen uns und unsere Bewegungen ins Zentrum zurück, das wir nie verlassen haben. Was wir ausgefaltet haben, falten wir wieder ein.

Die Zehn Verben und ihre Familien

Wir können ausgehend von den zehn Verben Verbengruppen zusammenfassen, die ungefähr dasselbe, aber eben nicht ganz dasselbe, beschreiben. Die Unterschiede entstehen durch den Kontext, in welchem sie gebraucht werden.

Verbenfamilie 1 – center (c) -zentrieren

sinken, entspannen, loslassen, verwurzeln, erden, fokussieren, sammeln, konzentrieren, verkörpern, strukturieren, atmen, erfahren, präsent sein, abgeben (etwa dem Boden), lassen, kosten, auftreten, ankommen, wahren, im weiteren Sinn auch empfangen und Gefäß sein, herunterfahren, vergegenwärtigen, sich einlassen, ankommen, verorten

Verbenfamilie 2 – open (o) - öffnen

eröffnen, aufgehen, aufschließen, entfalten, ausbreiten, vorbereiten, bereit sein, sich ausrichten, weiten

Verbenfamilie 3 – expand (e) - ausdehnen

expandieren, weiten, ausweiten, längen, dehnen, erweitern, strecken, wachsen, bewegen, bedenken

Verbenfamilie 4 – blend (b) - begegnen

teilen, mitteilen, sich widmen, verbinden, berühren, vermischen, vernetzen, verschmelzen, kommunizieren, resonieren (in Resonanz sein), teilnehmen, partizipieren, begleiten, empfangen, antworten, sich hingeben, sich schenken, flirten, be-sinnen (mit den Sinnen verbinden), er-innern (an das Innere rückbinden), zuwenden, hinwenden, (sich) austauschen, annehmen

Verbenfamilie 5 – integrate (i) - integrieren
würdigen, annehmen, wirken lassen, Revue passieren lassen, verinnern, verinnerlichen, verwerfen, rückbinden, transformieren, transfigurieren, verkosten, aufgehen (im Größeren)

Verbenfamilie 6 – differenzieren
trennen, analysieren, isolieren, sondieren, einteilen, zerlegen, unterscheiden, gliedern, zergliedern, abgrenzen, entwirren, entflechten, nuancieren, spezifizieren, spezialisieren, abstufen, aufschlüsseln, separieren (nicht: dissoziieren)

Verbenfamilie 7 – bezeugen
wahrnehmen, beobachten, studieren, betrachten, hören, riechen, schmecken, tasten, sehen

Verbenfamilie 8 – empfinden
spüren, fühlen, erfühlen, ahnen, lauschen, horchen

Verbenfamilie 9 – subtilisieren
verfeinern, verinnerlichen, nachkosten, nachlauschen, nachhorchen, nachspüren

Verbenfamilie 10 – verwesentlichen
klären, reinigen, sich setzen lassen, vertiefen

Die kleine Verzahnung und das große Netz

Wir finden eine direkte Korrelation der beiden Algorithmen, die ich kleine Verzahnung nenne:

zentrieren	durch	bezeugen (wahrnehmen)
öffnen	durch	empfinden
ausdehnen	durch	differenzieren
verbinden	durch	subtilisieren
integrieren	durch	verwesentlichen

Die kleine Verzahnung sind fünf selbstverstärkende Zyklen, die spezifische Qualitäten entfalten und im Unterricht und in der eigenen Praxis einfach zu kultivieren sind.

Selbstverstärkende Zyklen und Impulse

Wenn wir mit selbstverstärkenden Zyklen arbeiten, sparen wir Energie, denn wir setzen gezielt Impulse, die eine Eigendynamik in Gang bringen. Ein Impuls ist die Initiation einer Energie mit einer Richtung. Der Impuls an sich ist kurz, die Ausbreitung viel länger, wie das Beispiel mit dem Stein, den wir ins Wasser fallen lassen, zeigt.

Arbeiten mit Zyklen und Impulsen

Die Arbeit mit den Impulsen und Zyklen verläuft so, dass Sie sich einen Zyklus – ein sich beeinflussendes Paar – vergegenwärtigen, in einem der beiden Bereiche einen Impuls geben (z.B. ganz bewusst atmen) und dann Ihr Wahrnehmen und Empfinden auf den Zyklus, also die *Beziehung* weiten.

Die selbstverstärkenden Zyklen

- entspannen – sinken
- entspannen – strukturieren
- entspannen – atmen
- zentrieren – bezeugen
- entspannen – öffnen
- öffnen – sinken
- öffnen – empfangen
- öffnen – empfinden
- öffnen – ausdehnen
- ausdehnen – flirten
- ausdehnen – fokussieren
- ausdehnen – erkennen
- ausdehnen – differenzieren
- ausdehnen – vernetzen
- vernetzen – fließen
- vernetzen – kommunizieren
- vernetzen – kontexten
- vernetzen – subtilisieren
- vernetzen – integrieren
- integrieren – differenzieren
- subtilisieren – verwesentlichen
- wirken lassen – würdigen
- integrieren – verwesentlichen

Prinzipien: Vom Verb zum Nomen

Wenn wir in der Sprache aus einem Verb ein Nomen machen, ist das eine «Nominalisierung». Zum Beispiel: Ich hüpfe – das Hüpfen.
Prinzipien sind immer Nomen. Sie können nicht «singen» oder «tanzen» zu Ihrem Prinzip machen, aber «Ehrlichkeit», «Integrität» oder «Bescheidenheit».

Prinzipien sind Inschriften. Sie sind uns eingeschrieben. In ihrer reinen Form sind es die Verben. Durch Kontext werden sie zu Text. Das heißt, die Prinzipien des Taiji werden anders formuliert als die Prinzipien des Yoga, die Prinzipien des Schwimmen anders als die des Meditierens. Doch darunter stecken immer unsere Verben der integralen Bewegung. Die Prinzipien werden dadurch formuliert, dass etwas aus sich selbst heraus gelingt. Gesetze und Gebote sind Vorschriften. Sie entstehen bereits in einem Kontext und sind daher von Anfang an Text. Gesetze und Gebote werden dadurch formuliert, das etwas aus sich selbst heraus nicht gelingt.

Die Prinzipien integraler Bewegung sind die Nominalisierung der zehn Verben.

Wenn wir die Köbi-Dynamik also nicht nur verstehen, sondern immer mehr und immer deutlicher verkörpern, dann kommt unser Körper in eine deckungsgleiche Resonanz mit der Köbi-Dynamik, und so werden die Verben zu Nomen, werden Tendenzen zu einer fassbaren Eigenschaft. Der dynamische Köbi-Zustand bleibt dynamisch, so wie die Schallwelle einer stehenden Welle immer noch eine Schall-Welle ist, und gleichzeitig formt dieser Zustand ganz konkret die Manifestation. Die Manifestation kann folgendermaßen definiert werden:

- Struktur
- Flexibilität
- Vernetzung
- Kreativität
- Resonanz

Die übergeordnete Gestalt der Prinzipien: Tensegrity

Die Verkörperung oder Gestalt der Prinzipien lässt sich am besten als Tensegrity-Qualität beschreiben. Tensegrity ist eine Wortkombination von «tensional integrity». «Tension» bedeutet Spannung, «integrity» Integrität oder Ganzheit. Der Körper besteht nicht aus einem Bauklotzsystem und es werden keine Klötze aufeinander gestapelt, wie es zum Beispiel der Begriff «Wirbelsäule» nahe legen würde. Vielmehr «schweben» unsere Knochen in einem dichten, aber lockeren Netz, als würden Sie auf dem Wasser dahintreiben. Das Netz als Gesamtes übernimmt die Belastung durch die Schwerkraft, oder durch die Kraft eines Stoßes oder eines Schlages. Eine Tensegrity-Struktur weist die folgenden Eigenschaften auf:

- Es vereinigt polare Kräfte. Konkret sind das Kompressions- und Zugspannungselemente. Die Kompressionselemente sind im Körper die Knochen. Das Spannungselement ist das Bindegewebe. Hier finden wir das bereits besprochene Verhältnis von Anspannung und Entspannung, welches eine optimale Spannung fördert. Wie wir sehen werden, vereint die Tensegrity-Struktur auch die Eigenschaften von Flexibilität und Elastizität.
- Die Tensegrity-Struktur erhält ihre Stabilität durch eine optimale Verteilung der Spannung, welche eine maximale Entspannung ermöglicht.

- Die Struktur ist selbst-stabilisierend und somit selbstregulierend.
- Es besteht eine Spannung, welche die Struktur selbsttragend macht.
- Die Tensegrity-Struktur ist eine vernetzte Einheit. Eine Veränderung in einem Sektor beeinflusst das Ganze.
- Die Struktur kann Einwirkung von außen aufnehmen (absorbieren) und verteilt (speichert) sie optimal.
- Die Tensegrity-Struktur gibt dem Raum eine Gestalt. Sie besteht vor allem aus Zwischenräumen.
- Eine Tensegrity-Struktur bietet mit einem Minimum an Material das Maximum an Stabilität.

Struktur

Die Gesetzmäßigkeiten der Struktur können mit den drei Linien beschrieben werden:

- Linie 1: Sprunggelenk, Knie, Hüftgelenk
- Linie 2: Hüftgelenk, Schulter, Ohr
- Linie 3: Nase, Bauchnabel

Flexibilität: vier Faktoren

- *Das Bewegungsspektrum* ist die Anzahl der verschiedenen Bewegungen, die wir machen.
- *Der Bewegungsradius* beschreibt den Raum, den unsere Bewegungen einnehmen. Wir können ihn in Grad erfassen.
- *Der Bewegungsumfang* beschreibt die Ausdehnung unserer Bewegung.
- *Die Bewegungsmenge* nbeschreibt, wie viel wir uns bewegen.

Vernetzung

Vernetzung findet statt, wenn Flexibilität vorhanden ist. Vernetzen bedeutet, dass Verbindungen hergestellt werden. Wir lenken das Wahrnehmen auf den Prozess der Vernetzung, indem wir

- das Wahrnehmen auf die Dynamik zwischen den Dingen lenken
- Bewegungen praktizieren statt Positionen
- Positionen nicht statisch praktizieren.

Kreativität

Kreativität ist eine Äußerung von Beziehung. Wir müssen jetzt also nicht versuchen, kreativ zu sein. Wir müssen nicht kreativ werden. Wir müssen nur der kreativen Dynamik der Vernetzung und Begegnung nicht im Weg stehen und ihr erlauben, sich durch uns zu entfalten. Es geht darum, das kreative Element zuzulassen und sich selbst (und andere) damit zu überraschen.

Wir fördern die Kreativität, indem wir

- strukturiert, flexibel und vernetzt sind
- uns unserer einschränkender Bewegungsmuster bewusst werden (welche auch durch eine Tradition/ eine Methode gefördert werden können)
- in diesen eingeschränkten Bereichen die Struktur und Flexibilität noch mehr kultivieren und sie mit der Gesamtheit vernetzen
- dem natürlichen kreativen Impuls nicht im Weg stehen.

Resonanz
Wenn wir die Resonanz kultivieren, treten wir in den höchsten/tiefsten/umfassendsten Zustand ein, zu dem wir im Moment den Zugang haben. In diesem Zustand wird kreative Energie freigesetzt, mit welcher wir den Körper in Resonanz treten lassen.

Das Resonanztraining übt den Aspekt, dass die Bewegung zuerst auf einer subtilen Ebene Form annimmt. Die Bewegung des Körpers strömt dann durch Resonanz in diese subtil-geistige Form hinein.
Die subtil-geistige Form kann

- eine innere Vorstellung einer Bewegung sein,
- eine innere Empfindung,
- Ausdruck eines Eindrucks,
- oder ganz einfach Verkörperung dessen, was jetzt gerade ist.

Essentiell bei Resonanzbewegungen ist, dass wir deutlich differenzieren, ob wir eine Bewegung «machen» oder ob sie durch uns eine Form annimmt. Wenn wir ins Machen kommen, müssen wir das wahrnehmen, wieder still werden und die innere Form bzw. das subtile Empfinden stärken, bis sich der Körper wieder ganz natürlich in die Bewegung ergießt.

Die Gestalt

Die Prinzipien sind Eigenschaften, welche die Dynamik transportieren. Aus der Köbi-Dynamik und den Prinzipien ergibt sich die Gestalt. Integrale Bewegung entsteht aus dem Formlosen, entfaltet sich in die Köbi-Dynamik, verfestigt sich in die Prinzipien und wird von ihnen transportiert, um durch

- impulsieren (einen Impuls geben),
- lenken und
- vollenden

ihre Gestalt anzunehmen.

Zwei Grundformen

Grundsätzlich können wir zwei Grundformen der Bewegung unterscheiden. Aus ihnen ergeben sich alle Erscheinungsformen, also die «zehntausend» verschiedenen Bewegungen, zu denen wir fähig sind. Die zwei Erscheinungsformen sind Öffnung (oder Ausdehnung) und Welle. Eine Welle beschreibt eine geradlinige, also lineare Bewegung von A nach B. Eine Welle wechselt ihre Richtung nicht von sich aus. Sie kann gelenkt (kanalisiert) oder zurückgeworfen werden, doch von sich aus ist eine Welle nur eine Energie mit einer Richtung.

Eine Öffnung ist eine Energie, die mehrdimensional wirkt.

Öffnung ist die Summe einer Kraft, die mehrdimensional wirkt. Mehrdimensional auf den physikalischen Raum bezogen: oben/ unten, rechts/ links, hinten/ vorne, oder Medianebene, die Frontalebene und die Transversalebene.

Die Position einer Welle lässt sich präzise bestimmen. Eine Öffnung hat keine «Position».

Die Welle

Die Welle kriegt die Koordinaten (die Gelenke) auf die Reihe. Wörtlich. Die Welle setzt sich also durch das

- Sprunggelenk in das Knie fort,
- in die Hüfte,
- (in das Wirbelseil),
- die Schultern,
- Ellbogen und
- die Handgelenke.

Bei Bewegungen, deren Impuls von oben kommt, setzt sich der Impuls nach unten fort. Auf jeden Fall sind die sechs Koordinaten in einer linearen Abfolge miteinander verbunden. Wie wir im Kapitel über entspannte Kraft werden wir sehen, dass die Welle eine ganz klare – und nur eine – Richtung haben muss um effektiv zu sein.

Die grundlegenden Wellenformen

Eine Wellenbewegung entwickelt sich von unten nach oben. Der Ursprung definiert, ob Impuls aus beiden Beinen oder aus einem Bein kommt. Die Lenkung definiert, ob sich der Impuls in beide Arme oder in einen Arm fortsetzt. Wir können mit der Welle experimentieren und kommen auf die grundlegenden Wellenformen:

- diagonal
- vom linken Fuß in die linke Hand
- vom rechten Fuß in die rechte Hand
- von einem Fuß in beide Hände
- von beiden Füßen in eine Hand
- von beiden Füßen in beide Hände

Das Öffnen/die Ausdehnung

Beim Öffnen fließt Raum in den Körper und dehnt ihn ein wenig in sich aus. Das Öffnen geschieht «an Ort» und hat noch keine Bewegung in den Raum hinein zur Folge. Wenn sich der Raumfluss umkehrt und in den äußeren Raum hinausfließt, surft unser Körper mit und bewegt sich in den Raum hinein. Mit der Grundform «Öffnen» ist jedoch nicht ein spezifisches Öffnen/ Ausdehnen an Ort oder in den Raum gemeint, sondern die Qualität des Ausdehnens, welche sich dann sowohl an Ort als auch in Bewegung manifestieren kann (und damit entweder entspannte Stärke oder entspannte Kraft generiert).

Wenn wir öffnen, können wir wieder die Gelenke als Referenzpunkte nehmen und sagen, «die Gelenke öffnen sich». Damit öffnet sich natürlich der ganze Körper. Das gesamte Tensegrity-Netz dehnt sich in sich aus. Wichtig ist, dass sich alle Gelenke gemeinsam öffnen. So wie der Teig nichts «macht», wenn er sich ausdehnt, so sollte auch der Körper nichts machen. Wir erinnern uns: Öffnen ist die Folge von entspannen, und entspannen heißt auch sinken.

Sinken ist die Hefe, die den Teig genannt Körper zum Ausdehnen bringt.

Die Kraft der Spirale

Die Spirale ist die kraftvollste Wellenbewegung. Sie integriert alle räumlichen Dimensionen und viele polare Impulse in eine einzige Bewegung. Sie vereint die lineare Welle mit einem kreisförmigen Impuls. Sie vereint eine vertikale Bewegung (meist von unten nach oben) mit einer horizontalen Bewegung (meist von hinten nach vorne), wie wir es deutlich beim Aufschlag eines Tennisspielers sehen können.

In der Spirale vereinen sich also gleich vier Dynamiken zu einer einzigen Bewegung: linear und zyklisch, vertikal und horizontal.
Die vertikale Dynamik vereint sich mit der linearen Dynamik, die horizontale mit der zyklischen. Daraus ergibt sich die Gleichung: *Vertikale Welle + horizontaler Impuls = Spirale*

Vertikal impulsieren und horizontal lenken

Die Spirale entsteht durch einen vertikalen Impuls und eine horizontale Lenkung.
Auch wenn die Spiralbewegung eine komplexe Bewegung ist, ist sie nicht kompliziert, wenn wir sie nicht kompliziert machen, sondern sie sich durch diese zwei Elemente entfalten lassen.
Wir können es auch so formulieren: *Vertikal impulsieren, horizontal lenken, dreidimensional vollenden.*

Vertikal impulsieren

Ein vertikaler Impuls geschieht, wenn Sie sich vom Boden abstoßen. Wenn Sie kein Interesse daran haben, zu hüpfen oder zu springen, bleiben Sie dabei ganz einfach auf dem Boden. Das Prinzip ist aber genau dasselbe.
Wenn Sie also eine vertikalen Impuls geben, stoßen Sie sich ab. Wenn Sie dadurch vom Boden abheben, hebt die Kraft den gesamten Körper hoch. Damit der gesamte Körper hochgehoben wird,

ist eine (dem Kontext angemessene) Anspannung des Oberkörpers wichtig.
Was geschieht nun, wenn Sie sich zwar abstoßen, sich jedoch entscheiden, auf dem Boden zu bleiben? Um dies zu schaffen, entspannen Sie den Oberkörper. Die Kraft, die eigentlich Ihren Körper hochheben würde, setzt sich nun in ihm fort. Jetzt ist Ihr Oberkörper wie das Wasser, nachdem ein Stein aufgetroffen ist: Das Wasser an sich bewegt sich nicht. Die Energie bewegt sich in Form einer Welle durch das Wasser.
Wir lenken die Kraft im Becken und vollenden sie in einen Arm, einen Tennisschläger, einen Speer, ein Schwert, ein Golfschläger oder im Kampfsport in einen Gegner.

Horizontal lenken

Der vertikale Impuls ist linear. Er kommt von A nach B, also von Fuß nach Hüfte, durch das Bein hoch. Eine Spirale entsteht, wenn wir dieser geradlinigen Energie einen kreisförmigen Impuls hinzufügen. Dies geschieht im Becken durch eine Drehung. Da die Drehung nicht isoliert geschieht, sondern zur richtigen Zeit dem von unten kommenden Impuls quasi dem I das Tüpfelchen aufsetzt, beschreibt das Becken nicht nur eine Drehbewegung, sondern auch eine Vorne-hinten-Bewegung. Damit wir horizontal lenken können, müssen wir die beteiligte Hüfte erst nach hinten bringen, sonst kann sie keinen ausreichenden Impuls nach vorne setzen. Indem wir die Hüfte nach hinten bringen, entsteht im Bein bereits eine innere Rotation. Die Bänder werden leicht gestretcht, als würde eine Spiralfeder gedreht. Wir müssen die «Feder» erst aufdrehen um sie dann loslassen zu können. Genau genommen ist der vertikale Impuls also nicht ganz linear. Die Spiralbewegung beginnt bereits im Bein. «Vertikal impulsieren und horizontal lenken» gilt jedoch nach wie vor.

Dreidimensional vollenden

Die Spirale ist eine Bewegungsform, welche die Dimensionen des Raumes nutzt. Das haben wir bereits gesehen. Wir haben ebenso gelernt, dass die Vollendung kein «Tun» braucht. «Getan» haben wir mit dem Impuls und der Lenkung. Nun müssen wir lediglich den Ausklang begleiten. Wir nehmen die Vollendung der Spirale wahr und empfinden sie. Damit schaffen wir den Raum, in dem sie sich von selbst vollenden kann.

Kennen Sie die Zen-Geschichte vom großen Ochsen, der durch das kleine Fensterchen schlüpfte? Der große Kopf und die riesige Brust waren kein Problem. Bauch und Hinterbeine ebenfalls nicht. Doch als er schon fast ganz durch das Fenster war, blieb er mit der Schwanzspitze hängen.

In vielerlei Hinsicht ist die Vollendung der wahre heikle Punkt. Entweder wir verhindern sie, indem wir im Tun bleiben und nicht ins Sein wechseln. Oder wir verhindern sie, indem wir ihr keine Beachtung schenken. Es ist, als wären wir so sehr auf das Großziehen von Pflanzen fixiert, dass wir gar nicht auf die Idee kommen, ihre Früchte zu ernten.

Die Gesetzmäßigkeiten der Entfaltung

Die Spirale entfaltet sich nach folgenden Gesetzmäßigkeiten:

- *von unten nach oben*
- *von innen nach außen*

Wir können diese Gesetzmäßigkeiten noch mehr vereinfachen:

Die Spirale entfaltet sich aus den drei Mitten. Die drei Mitten sind

- das Becken (der Körperschwerpunkt)
- die Erdmitte («unten»)
- die vertikale Mitte (das Lot, die Wirbelsäule)

Die vier Äußerungen

Die vier Äußerungen sind:

- entspannte Stärke
- entspannte Kraft
- rezeptiv entspannte Stärke
- rezeptiv entspannte Kraft

Entspannt sind alle vier Äußerungen, weil ihr Fundament die Entspannung ist. Damit wir dies nicht vergessen und beginnen, harte Kraft zu kultivieren (ob isoliert oder vernetzt), nennen wir alle Äußerungen «entspannt». Wir können auch von vernetzter Stärke und vernetzter Kraft sprechen, von faszialer Stärke und faszialer Kraft oder von innerer Stärke und von innerer Kraft. Jeder dieser Begriffe setzt den Fokus (wahrnehmen und empfinden) etwas anders. Es ist sinnvoll, in der Praxis mit diesen vier Begriffen zu arbeiten.

Entspannte Stärke und entspannte Kraft: Bewegungen des Raumes

Stärke	**Kraft**
macht das Sein effektiv	macht das Tun effektiv
ist ein Dauerzustand	ist ein momentaner Zustand
ist	wird aktiviert
ermüdet nicht	ermüdet
Bindegewebe (Faszien)	Muskeln
Raum dehnt sich in den Körper aus	Körper dehnt sich in den Raum aus

Entspannte Stärke: sinken und öffnen

Die entspannte Stärke entsteht aus dem integrierten, zentrierten, sinkenden Körper, dem faszialen Tensegrity-Netz und dem Öffnen. Wir öffnen den ganzen Körper in einer sanften Weise, als würden wir einen Softball, den wir zuvor zusammengedrückt hatten, loslassen.

Entspannte Kraft: Wellendanymik

Auch die entspannte Kraft entsteht durch die Kraft der Vernetzung. Entspannte Stärke bedeutet, dass sich gewissermaßen ein Ballon in alle Richtungen gleichzeitig (passiv, ohne Impuls) ausdehnt. Die entspannte Kraft entsteht dagegen durch eine wellenartige Vernetzung des Bindegewebes. Grundlage dafür ist eine entspannte Koordination. Die Welle entsteht durch einen Impuls nach vorne. Eine Welle hat eine klare Richtung. Sie ändert ihre Richtung nicht. So hat auch die innere Kraft eine klare Richtung.

Rezeptiv entspannte Kraft: dynamisch loslassen

Grundlage der rezeptiv entspannten Kraft ist das Aufnehmen, Speichern und Wieder-Loslassen von Energie. Damit dies geschieht, muss ihr fasziales Netz locker und geschmeidig sein und im richtigen Spannungsverhältnis zu Fixpunkten (den Knochen) stehen. Dies nennen wir Elastizität, welche wir zusammen mit der Flexibilität üben. Elastizität ermöglicht das Speichern von Bewegungsenergie oder Momentum.

Rezeptiv entspannte Kraft bedeutet aufnehmen, speichern und loslassen.

Dynamisch loslassen geschieht folgendermaßen: Wir sind zentriert und offen (das bedeutet: empfänglich). Wir nehmen an, absorbieren, die Struktur wird komprimiert. Nun öffnen wir ein zweites

Mal, und dieses zweite Öffnen ist ein ausdehnendes Öffnen. Wir öffnen alle Gelenke. Wir nennen dies Dekompression. Durch die Dekompression wird die Kraft der Kompression, die in der Elastizität gespeichert ist, freigesetzt und nach außen projiziert.
Ausdehnendes Öffnen geschieht durch einen Dekompressionsimpuls. Es gibt einen passiven und einen aktiven Dekompressionsimpuls, je nach dem, wie die Tensegrity-Struktur komprimiert wird. Geschieht eine axiale Kompression, d.h. um die vertikale Achse (sprich: um das Wirbelseil), werden die elastischen Faszien gedehnt und speichern so kinetische Energie. Als würde eine aufgedrehte Spiralfeder losgelassen, können wir diese Energie durch loslassen wieder freisetzen. Deshalb ist dies der passive Dekompressionsimpuls. Wir lassen dynamisch los.

Der passive Dekompressionsimpuls setzt die gespeicherte Energie einer Drehung durch reines Loslassen frei.

Wird die Tensegrity-Struktur als Ganzes ohne axiale Drehung komprimiert, müssen wir aktiv einen Dekompressionsimpuls setzen, damit die Öffnung durch den Widerstand hindurch geschehen kann. Wichtig ist, dass dieser aktive Dekompressionsimpuls wirklich nur ein Impuls ist, keine andauernde Kraftanstrengung, und dass dieser Impuls nach unten geht wie bei der entspannten Stärke. Wenn wir den Impuls nach unten setzen, kann er nach oben wirken, indem er die in der Elastizität gespeicherte Energie freisetzt. Da wir ihn nach unten setzen und nach oben wirken lassen, ist er ein aktives Loslassen.

Wird der aktive Dekompressionsimpuls nach unten gesetzt, wirkt er nach oben.
Wird der aktive Dekompressionsimpuls nach hinten gesetzt, wirkt er nach vorne.

Kombinationsbewegungen: vernetzte Kraft und vernetzte Stärke

Kombinationsbewegungen sind Bewegungen, bei denen vernetzte Kraft und vernetzte Stärke zu gleichen Teilen beteiligt sind. Diese Bewegungen beschreiben einen weiteren Aspekt der stehenden Welle: Dabei ist jeder Körperteil bereits von Anfang an direkt mit allen anderen Teilen aktiviert und vernetzt. Welle, Spirale und Öffnen vereinen sich zu einer einzigen Bewegung.

Die Kraft des Begegnens

Die Kraft des Begegnens entsteht durch das Wir. Das Wir entfaltet eine Kraft. Kraft ist eine Äußerung von Stärke. Stärke ist das Resultat einer stabilen und agilen Struktur. Also ist das Wir eine Struktur. Dieses Wir kann bereits vor der Begegnung geschaffen werden. Die Kraft kann dann sofort aktiviert werden, wenn der äußeren Begegnung ein inneres (subtilisiertes, verwesentlichtes) strukturbildendes Begegnen vorausgegangen ist; wenn also bereits ein inneres Wir wachsen konnte, bevor es zur äußeren Begegnung kommt. Einfach ausgedrückt: Gehe ich wohlwollend auf mein Gegenüber zu, ist die Chance größer, dass die Begegnung glückt. Heiße ich willkommen, kann eher etwas glücken.

Die Dynamik der Stille

Stille
Ich nehme Stille wahr (c)
Die Wahrnehmung wird still (o)
Ich nehme wahr, dass die Wahrnehmung still wird (e)
Ich werde still (b)
Ich bin still (bin Stille, i)

Szenario 1: Der kleine Zyklus

Die Stille der Integration, «Stille 2», wird zu Ihrer neuen «Stille 1» und der Prozess beginnt von vorne, immer im Kreis. Die Stille (und Ihre Wahrnehmung, Ihr Empfinden, Sie) wird umfassender und umfassender werden. Bis sie schließlich alles umfasst.

Szenario 2: Der große Zyklus

Sie sind sich bewusst, dass Stille/ zentrieren die erste Stufe eines fünfstufigen Köbi-Modells ist. «Stille 2» wird nun zu Ihrer Basis um zu öffnen:

- Sie nehmen öffnen wahr
- Die Wahrnehmung öffnet sich
- Sie nehmen wahr, dass die Wahrnehmung sich öffnet
- Sie öffnen sich
- Sie sind öffnen

Wiederum ist «öffnen sein» umfassender als «öffnen wahrnehmen», da «öffnen sein» Sie integriert und im Körper-Geist verankert eine empfindbare Qualität ist. Und «öffnen sein» wird die Basis, um auszudehnen.

Zwei grundlegende Praxis-Formen

Der kleine Kreislauf des inneren Begegnens

Ich nehme Stille wahr
Die Wahrnehmung wird still
Ich nehme wahr, dass die Wahrnehmung still wird
Ich werde still
Ich bin still

Der große Kreislauf des inneren Begegnens

Ich nehme Stille wahr
Die Wahrnehmung wird still
Ich nehme wahr, dass die Wahrnehmung still wird
Ich werde still
Ich bin still
Es geschieht öffnen
Ich nehme öffnen wahr
Die Wahrnehmung öffnet sich
Ich nehmen wahr, dass die Wahrnehmung sich öffnet
Ich werde geöffnet
Ich bin öffnen
Es geschieht ausdehnen
Ich nehme ausdehnen wahr

Die Wahrnehmung dehnt sich aus
Ich nehme wahr, dass die Wahrnehmung sich ausdehnt
Ich werde ausgedehnt
Ich bin ausdehnen
Es geschieht verbinden
Ich nehme verbinden wahr
Die Wahrnehmung verbindet sich mit dem Größeren
Ich nehme wahr, dass die Wahrnehmung sich verbindet
Ich werde verbunden
Ich bin verbinden
Es geschieht integrieren
Ich nehme integrieren wahr
Die Wahrnehmung integriert sich
Ich nehmen wahr, dass die Wahrnehmung sich integriert
Ich bin integriert
Ich bin
dynamisch sein
… und weiter geht's…

Die integraldynamische Grund-Praxis

Diese Praxis schafft den Raum des inneren Begegnens immer wieder aufs Neue, führt zum Begegnen und wieder aus ihm heraus. Sie entfaltet sich durch die Köbi-Dynamik. Sie schafft den Raum nicht nur immer wieder neu, sondern sie «vergrößert» ihn von Kontemplation zu Kontemplation, wenn wir die Dynamik zulassen. Da die Köbi-Dynamik evolutionär wirkt, treten wir von Mal zu Mal in einen umfassenderen, dimensionsvolleren Raum ein. Dadurch wird eine umfassenderes, tieferes, intensiveres Begegnen möglich.

C – zentrieren
Ich zentriere
Ich setze zentrieren vor mich hin und lasse mich direkt unterweisen
Ich erlaube zentrieren, in mich einzufließen und sich in mir zu verankern

O – öffnen
Ich öffne
Ich setze öffnen vor mich hin und lasse mich direkt unterweisen
Ich erlaube öffnen, in mich einzufließen und sich in mir zu öffnen

E – ausdehnen
Ich dehne aus, lasse ausdehnen
Ich setze ausdehnen vor mich hin und lasse mich direkt unterweisen
Ich erlaube ausdehnen, in mich einzufließen und sich in mir zu auszudehnen

B – begegnen

Ich lasse begegnen zu

Ich setze begegnen vor mich hin und lasse mich direkt unterweisen

Ich begegne begegnen

Ich erlaube begegnen, in mich einzufließen und mir in mir zu begegnen

I – integrieren

Ich bin integrierend

Ich setze integrieren vor mich hin und lasse mich direkt unterweisen

Ich erlaube integrieren, in mich einzufließen und sich in mir zu integrieren

Die Kunst des Begegnens: Interaktion, Integrität und Intimität

Bringen wir die Kraft des Begegnens, wie wir sie durch die integraldynamische Kontemplation üben, nach außen, entsteht ein weites Feld der Interaktion. Interaktion ist das, was zwischen Menschen geschieht. Ihr Ziel ist der Dialog.

Das Interaktionsspektrum können wir in zwei Felder einteilen, die wir, nach Thomas P. Kasulis' wunderbarer Terminologie, Integrität und Intimität nennen können.

Gefäße für Integritäts-Begegnungen sind alle Kampfkünste. Im Gegensatz zu Intimitäts-Übungen ist es bei Integritäts-Übungen sinnvoll und wichtig, mit möglichst vielen Menschen zu arbeiten, um das Interaktionsspektrum zu weiten.

Integrität	Intimität
beobachten, bezeugen	fühlen, empfinden
hell, klar, offensichtlich	verborgen, unergründlich
Struktur bleibt in sich ganz (physisch, aber auch subtil, kognitiv, kausal. Tensegrity.)	Strukturen verbinden sich (physisch, subtil, kognitiv im umfassenden Sinn, kausal)
kognitiv	affektiv
distanziert	empathisch
öffentlich	persönlich
propriozeptiv	somatisch
rational – Erkenntnisgewinnung durch Analyse	mimetisch – Erkenntnisgewinnung durch nachahmen (z.B. von Tierbewegungen, Stimmen)
Wissen kann weitergegeben werden	Erfahrung kann initiiert werden
Das Individuum bleibt immer in sich ganz	Beziehung als ein Verschmelzen oder als nicht klar Abgetrenntes
sein	werden
objektiv	objektiv

Die fünf essentiellen Impulse der Interaktion

- Vergessen Sie nicht, was Sie bereits gelernt haben. Und vergessen Sie dann alles.
- Empfangen Sie das Unerwartete
- Werden Sie vielschichtig
- Verschieben Sie das K von reaktiv zu kreativ
- Werden Sie zum fließenden Vierfüßler

Mittel zum Zweck oder Dialog?
Es ist essentiell, dass wir unsere Partner nicht als Mittel zum Zweck gebrauchen. Unsere Partner sind keine Objekte, sondern Subjekte. In beiden Bereichen geht es um einen Dialog. Der Dialog ist ein offenes sich Einlassen auf den Partner.
Wir verbinden uns nicht, «um zu…» gewinnen etwa, oder sich selbst besser kennen zu lernen, sondern der Verbindung wegen. Dass Sie sich dabei auch besser kennen lernen, liegt auf der Hand, ist aber im Rahmen integraler Bewegung genau genommen ein Nebeneffekt.
Wenn wir den Partner zum Objekt machen, machen wir ihn zum Platzhalter. Damit machen wir auch uns selbst wahrscheinlich zu Platzhaltern. Es ist eine Grundsatzentscheidung, wie man leben will: Bin ich ein Platzhalter? Bin ich ersetzbar? Oder bin ich einmalig und unersetzlich?
Machen wir den Partner zum Objekt, nehmen wir auch dem Moment das Potenzial. Denn auch dieser ist dann nicht mehr einmalig, sondern nur eine Vorbereitung auf den einmaligen Moment – der so nie kommen wird. Denn der einmalige Moment ist schon da. Nur das müssen wir erkennen.
Ein Dialog entsteht dann, wenn die Diskussion aufhört, dann also, wenn aus der Konfrontation ein offener Austausch wird, in welchem beide Seiten offen sind. Ein Dialog strebt nicht nach einer vorgefertigten Lösung, sondern entfaltet seine ganz eigene Gestalt.

Der äußere Lernprozess: imitieren–integrieren–innovieren

Phase 1: imitieren

Um gut zu imitieren, muss man sich mit dem Empfinden der äußeren Form verbinden, mit dem Wesen hinter der äußeren Form. Ein guter Imitator weiß, dass imitieren hilft, sich in eine Person hinein zu versetzen, wie es sonst kaum eine Form der Auseinandersetzung mit dieser Person schafft. Schaffen wir es voll und ganz, wie eine Person zu reden, zu stehen und uns zu bewegen, erfahren wir auch konkret und empfindbar, wie diese Person «funktioniert», wie sie denkt, interpretiert etc. Auch die andere Seite ist richtig: Schaffen wir es, so zu «funktionieren» wie eine andere Person, nehmen wir auch ihre Sprache, ihre Gestalt an.

Phase 2: integrieren

Integrieren bedeutet wirken lassen und verwesentlichen. Integration löst die äußere Form auf, potenziert sie in Strukturen: tiefer hinein in die die Strukturen formenden Prinzipien, tiefer hinein in die die Prinzipien formende Dynamik. Integrieren ist also die Rückkehr zum Ursprung, zur reinen Dynamik. Da diese nun durch einen Prozess erreicht worden ist, ist sie bewusster, differenzierter. Aus diesem bewussteren, post-naiven Sein können sich nun bewusstere Prinzipien und Strukturen äußern.

Phase 3: kreieren

Die kreative Dynamik ist die ganz natürliche Folge der Integration. Wir erfahren (hier: imitieren, wir können auch auf andere Weisen erfahren) und differenzieren. Dieses Differenzierte wird verwesentlicht und im integrativen Prozess von der äußeren Gestalt freigelegt. Was übrig bleibt ist die Dynamik. Strömt diese Dynamik wieder nach außen, und das ist der natürliche Prozess, nimmt sie dadurch eine neue Form an. Ein «Werk» im weitesten Sinne entsteht.

Der innere Lehrprozess: verkörpern und impulsieren

Integrale Bewegung, das ist von außen betrachtet ein Haufen Verben. Verben sind unmittelbar, unvermittelbar und unmitteilbar. Wer integrale Bewegung vermittelt, impulsiert, statt zu lehren. Er initiiert Erfahrungen und klärt diese in einem differenzierenden Prozess, statt Konzepte, Prinzipien und Methoden zu erklären. Don't define but refine, kann man dazu in Englisch kurz und gut sagen. Es geht nicht darum, zu definieren (was zu Konzepten führt), sondern zu verfeinern.

Das integrale Lernfeld

Es gibt verschiedene integrale Lernfelder, die wir einzeln oder kombiniert anwenden können. Sowohl rein innerlich, etwa als Vermittler integraler Bewegung, dessen Aufgabe es ist, ein integrales Lernfeld bereitzustellen, oder äußerlich, indem wir es mit Klebeband auf den Boden kleben oder mit Kreide zeichnen.

ICH innerlich *sich einlassen* Ich empfinde, was mit mir passiert Ich lasse mich auf mich selbst und den Prozess ein	**ICH äußerlich** *aufpassen* Ich beobachte, was passiert Ich betrachte mich (auch im Spiegel)
WIR innerlich *sich einlassen* Ich lasse mich auf uns ein Ich empfinde mich und uns	**WIR äußerlich** *aufpassen und einpassen* Ich beobachte den Kontext und passe mich an/ füge mich ein

Beziehen wir das auf die Situation, dass wir Bewegung allein kultivieren, zum Beispiel in der Natur am Strand, bekommen wir:

ICH innerlich	**ICH äußerlich**
Wie fühle ich mich? Was sind meine Eindrücke? Was empfinde ich? Was macht die Bewegung mit mir? Der Strand, der Wind, die Sonne?	Verkörpere ich Köbi? Ist mein Körper zentriert, offen... Wie ist meine Struktur? Innere Stärke? Innere Kraft?
WIR innerlich	**WIR äußerlich**
Ich bin das Meer, der Wind mein Atem, die Wellen sind meine Bewegung	Ich und meine Umgebung: Passe ich mich ein? Passe ich auf? Trage ich Sorge?

Beziehen wir dies auf eine Bewegungspraxis, die wir mit einem Partner machen, bekommen wir zum Beispiel:

ICH innerlich	**ICH äußerlich**
Wie fühle ich mich? Was sind meine Eindrücke? Was empfinde ich? Was macht die Bewegung mit mir? Was macht der Kontakt des Partners mit mir?	Verkörpere ich Köbi? Ist mein Körper zentriert, offen... Wie ist meine Struktur? Innere Stärke? Innere Kraft?
WIR innerlich	**WIR äußerlich**
Sind wir in Resonanz? Erschaffen wir ein gemeinsames Zentrum, einen gemeinsamen Raum? Sind wir eine Gemeinschaft? Wie fühlt sich unsere gemeinsame Dynamik an?	Wie ist die Qualität des Kontakts? Wie ist der Fluss? Wie ist die Dynamik? Wie ist das Verhältnis von geben und nehmen?

Lernfeld 2: Das Perspektiven-Lernfeld

Dazu zeichnen wir ganz einfach einen großen Kreis. Bewegen wir uns innerhalb des Kreises, praktizieren wir Innenschau, indem wir empfinden. Bewegen wir uns außerhalb des Kreises, praktizieren wir Außenschau, indem wir unsere Bewegungen beobachten und bezeugen.

Interessant ist hier besonders, ob und wie sich die Qualität der Bewegung ändert, wenn wir den Schritt über die Kreislinie machen und vom Wahrnehmen ins Empfinden wechseln oder umgekehrt. Wie steht es dabei um die Aspekte Fülle und Präsenz? Wir erinnern uns: Köbi, der sich beobachtend entfaltet, zeigt sich als Präsenz. Köbi, der sich empfindend entfaltet, zeigt sich als Fülle.

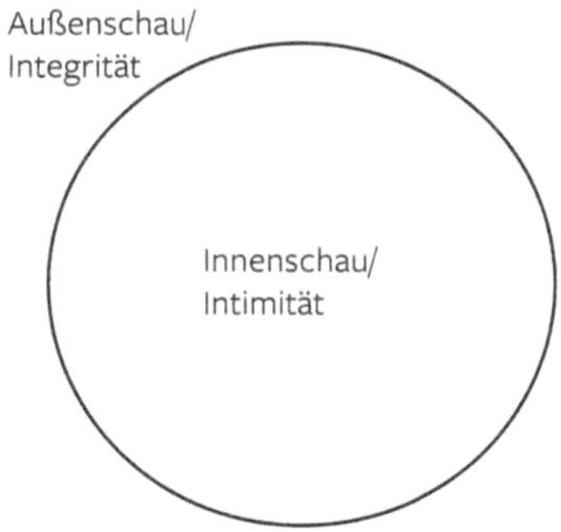

Lernfeld 3: Das Ebenen-Lernfeld

Hier genügen zwei Linien, um drei Ebenen abzugrenzen.

Bewegen wir uns auf der obersten Ebene, achten wir auf die korrekte strukturelle Integration der Bewegung. Wir entspannen, sinken, öffnen etc. körperlich.

Bewegen wir uns auf der Ebene des Subtilisierens, subtilisieren wir einerseits die Bewegung an sich. Sie wird kleiner, innerlicher, gleichzeitig aber auch kraftvoller. Wir entspannen, sinken, öffnen etc. nicht nur den Körper, sondern auch unseren Mind (Verstand-Geist, oder schlicht: unsere Hirnaktivität).

Bewegen wir uns auf der Ebene des Verwesentlichens, verwesentlichen wir einerseits unsere Bewegung. Andererseits entspannen, sinken, öffnen etc. wir den Wahrnehmen-Empfinden-Zustand in die tiefsten Tiefen, höchsten Höhen und umfassendsten Kontexte.

bewegen

---

subtilisieren

---

verwesentlichen

Lernfeld 4: Quadranten und Perspektiven

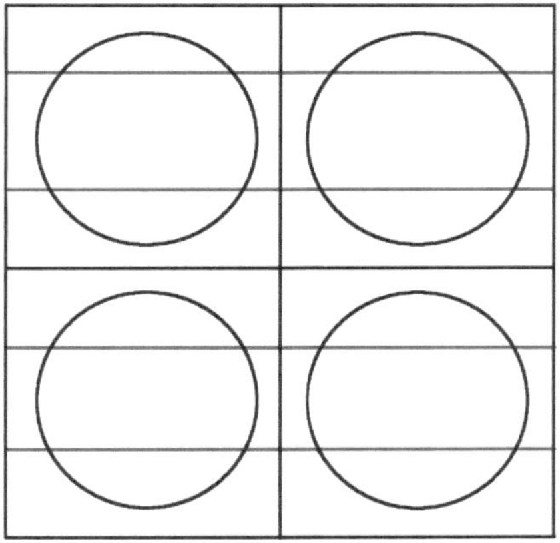

Lernfeld 6: Perspektiven und Ebenen

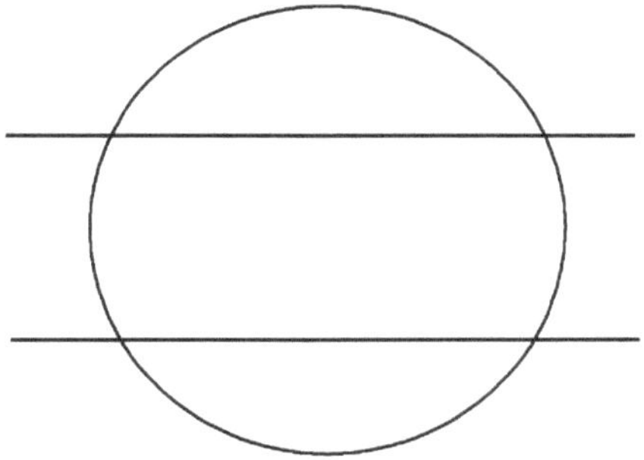

Lernfeld 5: Quadranten und Ebenen

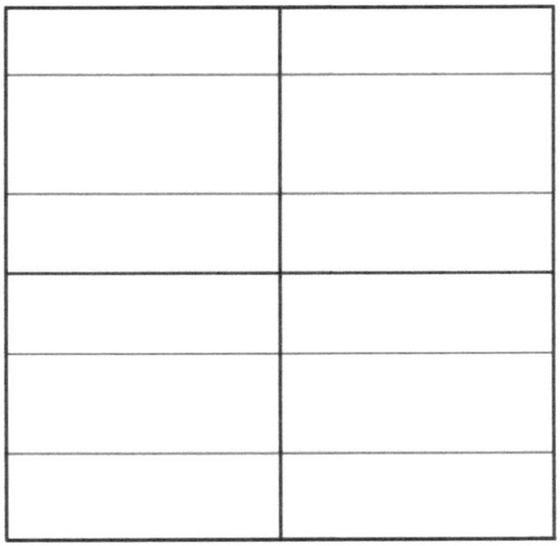

Lernfeld 7: Quadranten, Perspektiven, Ebenen

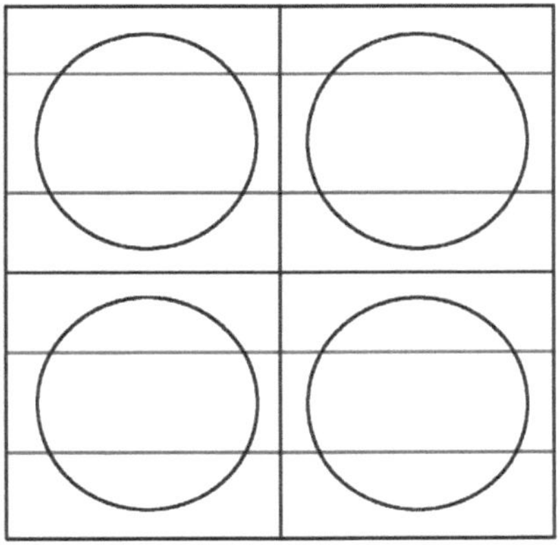

Der Weg der Meisterschaft

Einleitung

wir sind nicht zu einfach
um das Komplizierte zu verstehen

wir sind zu kompliziert
um das Einfache zu verstehen

I

bewegen

spüren fühlen empfinden
beobachten bezeugen wahrnehmen

verkörpern

zentrieren öffnen ausdehnen verbinden integrieren

entspannen sinken zentrieren
öffnen
ausdehnen weiten

verbinden vermischen vernetzen verschmelzen

entspannen sinken
entspannen strukturieren
entspannen atmen
entspannen öffnen
öffnen sinken
öffnen empfangen
öffnen ausdehnen

ausdehnen flirten
ausdehnen fokussieren
ausdehnen erkennen
ausdehnen vernetzen

vernetzen fließen
vernetzen kommunizieren
vernetzen kontexten
vernetzen integrieren

integrieren differenzieren
subtilisieren verwesentlichen
wirkenlassen würdigen
transformieren partizipieren

loslassen zulassen

impulsieren lenken vollenden

auflösen entfalten
erforschen erfahren entdecken erleben

imitieren integrieren innovieren

erfahren interpretieren kreieren

erfahren subtilisieren verwesentlichen
verwirklichen

II

wie ein Baum stehen
sich wie eine Welle bewegen

wie eine Welle stehen
sich wie ein Baum bewegen

III
spürend sehen

sehend schmecken
schmeckend hören
hörend riechen
riechend spüren

denkend fühlen
fühlend wahrnehmen
wahrnehmend empfinden
empfindend denken

IV

zur Essenz vordringen
ohne die Poesie aus dem Weg zu räumen

transformierend integrieren
integrierend transformieren
kraftvoll und doch flexibel
flexibel und doch strukturiert
strukturiert und doch frei
frei und doch präsent
präsent und doch leer
leer und doch geerdet
geerdet und doch in Bewegung

in Bewegung und doch still
still und doch dynamisch
dynamisch und doch zentriert
zentriert und doch in Kontakt
in Kontakt und doch eigenständig
eigenständig und doch gemeinsam
gemeinsam und doch ohne Absicht
ohne Absicht und doch klar
klar und doch weich
weich und doch bestimmt
bestimmt und doch zulassend
zulassend und doch fokussiert
fokussiert und doch umfassend

V

in die Mitte ausdehnen
in die Höhe sinken

ohne zu vereinen oder nicht zu vereinen...
Stille und Nicht-Stille
öffnen und nicht-öffnen
befreien und nicht-befreien

lösen und nicht-lösen
integrieren und nicht-integrieren
erleben und nicht-erleben
erfahren und nicht-erfahren
wahrnehmen und nicht-wahrnehmen
sein und nicht-sein
fließen und nicht-fließen
loslassen und nicht-loslassen
entspannen und nicht-entspannen
...vereinen

hier beginnen und hier enden
ohne hier zu beginnen und zu enden
ohne hier nicht zu beginnen und nicht zu enden

Erlöse mich aus der Scheinwelt
der Begriffe.
Sieh mich so, wie ich mich dir zeige:
nackt und unverhüllt. So gebe ich mich dir.
Schmecke mich. Nimm mich
und mach mich zu dir.
Ergreife mich und lass dich ergreifen.
Werde mein Körper und wachse mit mir
in den Körper der Welt.

Lass uns mehr werden als wir jemals
sein können.

Sieh mich so, wie ich mich dir zeige.
Verwechsle mich nicht mit einem Bild,
das du dir von mir machst.
Sieh mich in jedem Augenblick neu.
Sieh in jedem Augenblick wie ich mich
durch dich entfalte.
Sieh dich in jedem Augenblick neu.

Lass mich
durch die Pforte deines Atems
in deinen Tempel

Bleibe nicht beim Sehen.
Lass mich erklingen wie die Tempelglocke,
welche die Stille in sich birgt.
Höre.
Kannst du einfach nur hören?

Kannst du hören ohne eine Meinung
dazu zu haben?
Kannst du einfach und nur

den Klang empfangen,
ohne etwas Anderes zu tun?
Kannst du empfangen?

Wo spürst du dieses reine Hören im Körper?
Wo spürst du den reinen Klang
ohne Reaktion im Körper?
Wer bist du in diesem reinen Hören?

Lass mich als Hören Gestalt annehmen.
Kannst du mir eine Gestalt zugestehen?
Wer bist du in meiner Gestalt?

Lass mich dich sprengen, deine Gestalt weiten.
Bleibe nicht beim Sehen, bleibe nicht
beim Hören.
Spüre mich, wie ich deine Gestalt weite.
Wie du größer wirst, fest, stabil, und doch
empfangend.

Wer ich bin, fragst du,
ich bin du, ich das, was du nicht bist und
darum in Wirklichkeit bist.

Ich bin deine Notwendigkeit.
Ich bin deine Möglichkeit.
Ich bin du, wenn du dich entfalten lässt.
Lass mich zu.
Ich offenbare mich dir im Verweilen, nicht im Eilen.
Als offener Prozess kann ich dir nichts versprechen.
Das hieße, die Offenheit einzuengen.
Dieses Offensein, das ist mein größtes Geschenk an dich.

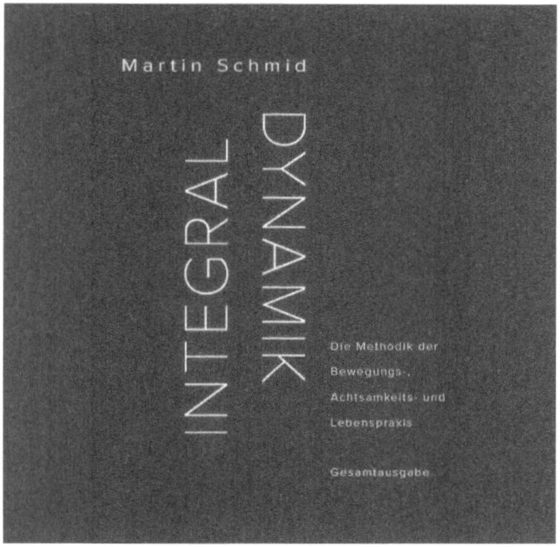

Die Gesamtausgabe

War Ihnen das etwas zu kurz? Vermissen Sie Übungen und Impulse dazu?
Oder Kontext, etwas mehr «Fleisch»?
Dafür gibt es die Gesamtausgabe.

Erstmals bietet diese Gesamtausgabe einen umfassenden Überblick, sowohl über die Grundlagen der Integraldynamik und der in sie eingebetteten integralen Bewegung, als auch über ihre Anwendung auf verschiedensten Ebenen. Mit hunderten von Impulsen und Übungen ist sie ein unerschöpflicher Quell für alle, die sich mit Bewegung, Achtsamkeit oder schlicht dem Leben befassen.

Martin Schmid: Integraldynamik
Die Methodik der Bewegungs-, Achtsamkeits- und Lebenspraxis. Gesamtausgabe.
ISBN 978-3-9524161-3-6

integralmovement.info | integraldynamik.com | fragment8.com

Weitere Informationen und Gelegenheiten zur Praxis

Alle Kursangebote – zum Beispiel die Tage der Bewegung und Transformation in Korsika – sowie Bücher, Artikel und Musik von Martin Schmid finden Sie auf der Website.

integralmovement.info | integraldynamik.com

Martin Schmid

praktiziert seit 1988. Erst Qigong und Taiji, dann auch Kampfkünste, Yoga, Meditation und Kontemplation und viele Sportarten.

Er ist Mentor, Lehrer und Dozent für verschiedene Bewegungskünste, Bewegungspoet und Autor vielbeachteter Bücher und der beliebten Tipps und Impulse zu Qigong, Taiji, Yoga und integraler Bewegung.

Durch intensiven Dialog mit Menschen in Bewegung hat sich die Integraldynamik verdichtet, eine Methodik, die den ganzen Menschen in allen Lebensbereichen in Bewegung bringen kann.